Amani Abdessayed

Localisation des tumeurs dans des images IRM cérébrales

Amani Abdessayed

Localisation des tumeurs dans des images IRM cérébrales

Éditions universitaires européennes

Impressum / Mentions légales

Bibliografische Information der Deutschen Nationalbibliothek: Die Deutsche Nationalbibliothek verzeichnet diese Publikation in der Deutschen Nationalbibliografie; detaillierte bibliografische Daten sind im Internet über http://dnb.d-nb.de abrufbar.

Information bibliographique publiée par la Deutsche Nationalbibliothek: La Deutsche Nationalbibliothek inscrit cette publication à la Deutsche Nationalbibliografie; des données bibliographiques détaillées sont disponibles sur internet à l'adresse http://dnb.d-nb.de.

Coverbild / Photo de couverture: www.ingimage.com

Verlag / Editeur:
Éditions universitaires européennes
ist ein Imprint der / est une marque déposée de
OmniScriptum GmbH & Co. KG
Heinrich-Böcking-Str. 6-8, 66121 Saarbrücken, Deutschland / Allemagne
Email: info@editions-ue.com

Herstellung: siehe letzte Seite /
Impression: voir la dernière page
ISBN: 978-613-1-55085-0

Dédicaces

Je dédie ce mémoire :

A mes chers parents

Habib & Essia

qui m'ont donné un magnifique modèle de labeur et de persévérance, en témoignage de ma reconnaissance envers le soutien, les sacrifices et tous les efforts qu'ils ont fait pour mon éducation.

A Mon cher mari Mahmoud

A Mes chers frères Nidhal et Raouf, mes chères sœurs Imen et Nour et ma pucette Farah

pour leur affectation, compréhension et patience.

A tous ceux qui ont aidé de proche ou de loin la réalisation du présent mémoire.

Remerciements

Avec beaucoup d'égard, je tiens à remercier très sincèrement les membres du jury qui nous font le grand honneur d'accepter de juger ce travail.

Je suis très reconnaissante également à mon encadreur Mme Khlifa Nawrès,

Maitre Assistant à l'Institut Supérieur des Technologies Médicales de Tunis pour sa disponibilité et sa persévérance, pour l'aide compétente qu'elle m'a apportée, pour sa patience et son encouragement, ses critiques qui m'a été très précieuses pour structurer ce travail et pour améliorer la qualité des différentes sections.

Sommaire

Liste des Figures

Introduction générale

L'imagerie médicale apporte des renseignements importants dans de nombreuses situations. C'est une méthode unique permettant de visualiser des processus biologiques au sein même des organismes vivants, de manière non invasive.

L'importance que revêt l'imagerie médicale, se manifeste dans le pouvoir de représenter sous un format relativement simple, une grande quantité d'informations issues d'une multitude de mesures acquises selon un mode bien défini permettant de répondre à une question posée par l'état du patient mais pour lequel la clinique seule ne peut répondre.

Ces multiples applications rendent la recherche fondamentale dans ce domaine particulièrement active.

Aujourd'hui, le médecin dispose d'une multitude de modalités et de techniques d'imagerie médicale. Nous nous intéresserons dans ce travail aux images IRM. L'IRM est devenue un dispositif d'imagerie médicale indispensable pour l'exploration de l'organisme, le diagnostic de nombreuses pathologies et la localisation des tumeurs. La technologie des IRM est sans cesse en évolution, les progrès viennent essentiellement de la partie informatique pour l'amélioration du phénomène du traitement d'image dans le but d'obtenir une localisation précise d'un organe par rapport à un autre et une bonne détection de nombreuses maladies.

L'objectif de ce travail est de proposer une méthode permettant de localiser automatiquement des tumeurs dans des images IRM cérébrales en vue d'aider les médecins à quantifier précisément leurs étendues. Cette méthode est basée sur les contours actifs basés région.

Nous essayerons, dans la première partie, de présenter le principe de l'IRM, étudier l'anatomie cérébrale, les différents types de tumeurs cérébrales explorés en IRM et de présenter le problématique.

Dans la deuxième partie, nous allons définir les méthodes de segmentation en portant l'accent particulièrement sur l'étude du principe de base de la méthode de contours actifs basés région, la notion d'énergie associé et l'évolution de cette méthode.

Nous allons décrire, dans la troisième partie, le processus d'évolution du contour actif et étudier l'application du contour actif basé région et l'influence de la variation de ces paramètres sur les résultats de la localisation des tumeurs dans les images IRM cérébrales disponibles. Nous évoquerons enfin la discussion des résultats qui vise à une exploitation plus élaborée des résultats disponibles.

Chapitre 1 : Contexte du travail

1 Introduction :

L'IRM est une technique de diagnostique médical puissante qui fournit des images tridimensionnelles et en coupe de grande précision anatomique. C'est une technique d'imagerie récente, non invasive et sans effets secondaires connus, basée sur le phénomène physique de résonance magnétique nucléaire des protons de l'eau. Il s'agit de la réponse des noyaux soumis à un champ magnétique extérieur et à une excitation électromagnétique.

Dans ce chapitre, nous nous intéressons au principe de l'IRM, à la présentation de l'anatomie du cerveau, ainsi qu'aux types des tumeurs cérébrales détectées par l'IRM.

2 Principe de l'IRM :

L'IRM consiste à observer les tissus biologiques à travers les propriétés magnétiques du noyau d'hydrogène.

En effet, le proton qui constitue le noyau de l'atome d'hydrogène, possède une charge et un mouvement de rotation sur lui même, se comporte comme une sorte de petit aimant et induit un moment magnétique [1]. Lorsqu'on place un sujet dans un champ magnétique intense noté B_0, les spins des noyaux d'hydrogène s'orientent dans la direction de ce champ [2].

2.1 Le signal IRM :

L'imagerie par résonnance magnétique est basée sur les propriétés magnétiques des atomes d'hydrogène contenues dans le corps humain. Le noyau de cet atome d'hydrogène est composé d'un unique proton, chargé positivement, qui est en mouvement. Tous ces protons peuvent être considérés comme des petits aimants. En plaçant le patient à l'intérieur du tunnel où règne un champ magnétique, tous ces protons vont s'aligner. Le système est en équilibre et la production d'images nécessite la survenue d'un élément perturbateur, excitateur: l'émission d'ondes radio. Lorsque celles-ci ont une fréquence particulière, les noyaux d'hydrogène vont être placés dans un état de résonance. Cette mise en résonance produit une rotation des petits aimants du patient. Le retour à l'état normal produit une variation du champ magnétique. Dans une antenne correctement placée, cette variation du champ magnétique induit la formation d'un courant électrique qui correspond au signal IRM.

Au cours d'une IRM, on mesure l'aimantation résultante en chaque point des tissus analysés. Comme cette aimantation est proportionnelle à la quantité de noyaux d'hydrogène présents, et que les tissus se distinguent par leur contenu en eau, la carte des aimantations résultantes reproduit l'anatomie des tissus [1].

2.2 Champ et moment magnétique :

Le moment magnétique est une grandeur vectorielle, permettant d'étudier le comportement d'un proton dans un champ magnétique.

Les noyaux atomiques portent une charge. Cette charge tourne autour de l'axe nucléaire et se comporte comme un dipôle magnétique qui s'exprime par une grandeur appelée moment magnétique.

Les noyaux tournant sur eux-mêmes, possèdent un spin ou moment magnétique qui se comporte comme un aimant. Sans effet extérieur, cet aimant s'oriente dans n'importe quelle direction, de façon aléatoire [3].

Lorsqu'un proton est placé dans un champ magnétique B_0 statique, il s'oriente selon des directions bien précises et son moment magnétique est animé d'un mouvement de précession autour de l'axe de vecteur directeur $\overrightarrow{B_0}$. Ceci est décrit par la figure (1).

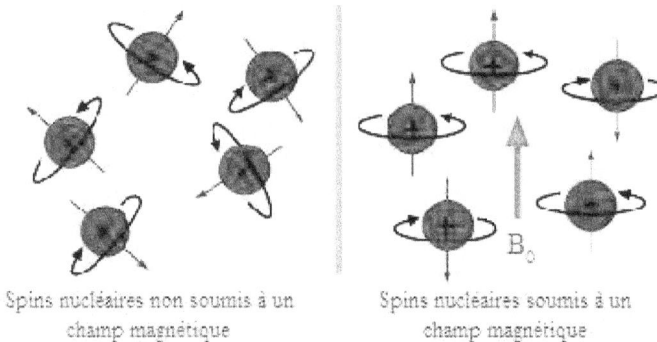

Spins nucléaires non soumis à un champ magnétique   Spins nucléaires soumis à un champ magnétique

Figure 1 : Orientation du champ magnétique en l'absence et en présence de champs magnétique.

En présence de ce champ, les moments magnétiques se mettent en mouvement et décrivent deux cônes de précession. Ce mouvement a une vitesse correspondant à une fréquence de précession ω_0 [4].

2.3   Phénomène de résonance :

La résonance magnétique est obtenue en appliquant une onde radiofréquence (champ électromagnétique en rotation B_1) dont la fréquence de précession ω_0 est caractéristique d'un atome donné dans un environnement moléculaire donné selon l'équation fondamentale de la résonance magnétique (1) :

$$f_0 = {}^{\omega_0}/_{2\pi} = {}^{\gamma.B_0}/_{2\pi} \qquad (1)$$

Avec

ω_0 : Fréquence angulaire de précession du champ radiofréquence autour de l'axe longitudinal définit par le vecteur $\vec{B_0}$.

γ : Rapport gyromagnétique du noyau considéré.

Lorsqu'un proton est placé dans un champ magnétique intense B_0, il acquiert une aimantation longitudinale. Si on applique également une onde radiofréquence, un champ magnétique tournant ω_0 autour de l'axe z avec une vitesse angulaire ω_0 telle que $\omega_0 = \gamma.B_0$ condition de résonance, l'aimantation du proton acquiert une composante transversale M_{xy} [1,5].

2.4   La relaxation :

L'application d'une radiofréquence confère à chaque proton une aimantation M ayant une composante longitudinale M_z selon l'axe du champ principal du vecteur B_0 et une composante transversale M_{xy} qui lui est perpendiculaire.

Lorsque l'application de la radiofréquence est interrompue, cette aimantation va disparaître et les protons recouvrent leurs spins initiaux.

La relaxation correspond au retour à l'équilibre de l'aimantation tissulaire.

Elle s'accompagne de l'émission d'énergie sous forme d'onde RF qui constitue le signal enregistré en IRM. Elle se décompose en 2 phénomènes : la relaxation longitudinale correspond à la repousse de la composante longitudinale de l'aimantation et la relaxation transversale correspond à la chute de l'aimantation transversale [6].

2.4.1 La relaxation longitudinale :

A l'équilibre $M_z = M_0$, après le basculement $M_z = 0$

Le retour de M_z à sa valeur de départ M_0 est exponentielle :

$$M_z(t) = M_0 \left(1 - e^{-t/T_1} \right) \qquad (2)$$

Ceci est expliqué par la figure (2) [5].

Cette relaxation longitudinale, dite relaxation T_1 ou encore relaxation spin-réseau correspond au retour à l'équilibre énergétique du système après l'excitation. La constante de temps T_1 est le temps nécessaire pour que les protons atteignent les deux tiers de leur aimantation. Elle dépend en fait de la mobilité des atomes d'hydrogène ou de celle des molécules où ils sont engagés. T_1 est d'autant plus court que les atomes d'hydrogènes sont liés à de grosses molécules [5,7].

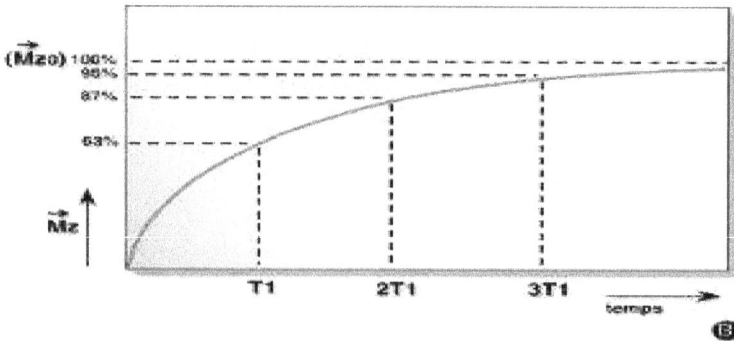

Figure 2: Relaxation longitudinale

2.4.2 La relaxation transversale :

A l'équilibre $M_{xy} = 0$, après le basculement de 90 degrés, $M_{xy} = M_0$.

Le retour de M_{xy} vers 0 est exponentiel :

$$M_{xy}(t) = M_0 e^{-t/T_2} \qquad (3)$$

Ceci est expliqué par la figure (3). La décroissance de la composante transversale se fait plus vite que le retour à l'équilibre de la composante longitudinale. Elle se caractérise par le temps de relaxation T_2, appelé temps de relaxation "spin-spin" [5].

Le temps de relaxation T_2 dépend de la mobilité des atomes ou des molécules sur lesquelles ces protons sont engagés.

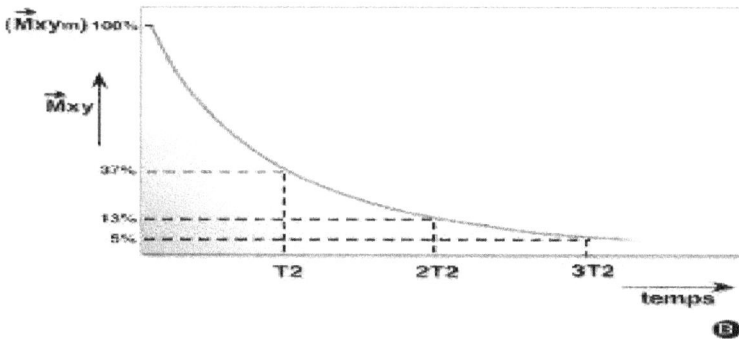

Figure 3:Relaxation transversale

Les relaxations T_1 et T_2 des protons dépendent de la nature des tissus. C'est à partir de ce différentiel que l'on peut obtenir deux images de contraste différent des différents tissus. Ces images sont appelées images pondérées T_1 et T_2.

En IRM, il n'existe pas d'échelle de densité. On parle alors d'hyper-intensité ou d'hypo-intensité en T_1 ou en T_2. Cet aspect est défini par rapport à l'aspect d'un tissu quelconque adjacent [5,6].

2.5   Contraste en IRM :

Le temps de répétition (TR) est l'intervalle de temps entre deux excitations. Le temps d'écho (TE) est l'intervalle de temps entre l'excitation et la survenue du signal IRM. Une séquence IRM est un ensemble d'impulsion excitatrices dont les paramètres TE et TR sont ajustés pour obtenir des images ayant un contraste donné T_1, T_2 ou densité protonique [8].

Pour obtenir une image en IRM, il faut obtenir un contraste entre les différents tissus. Ce contraste s'obtient par comparaison des signaux de différents tissus en séquences pondérées T_1, T_2 ou densité de proton.

Les paramètres instrumentaux (TR) et (TE), vont permettre d'accéder aux paramètres tissulaires T_1, T_2 et la densité protonique pour l'étude anatomique et la caractérisation tissulaire [9].

2.5.1   Pondération T_1 :

Les images pondérées T_1 sont souvent utilisées pour l'anatomie.

Le choix du temps de répétition TR détermine la pondération du contraste en T_1, en limitant la repousse de la composante longitudinale. la différence de signal est due majoritairement à la différence d'aimantation longitudinale, entre les tissus.

Le contraste en T_1 est d'autant plus fort que le TR est court, mais par contre le rapport signal/bruit est d'autant plus faible que TR est court. Le choix d'un TR voisin des temps de relaxation T_1 des tissus constitue un bon compromis entre le contraste et le rapport signal/bruit.

Les séquences TE court et TR court donnent une image pondérée en T_1 puisque les effets de T_1 vont dominer, ce sont les séquences courtes. La figure (4) présente la pondération en T_1 pour différents tissus cérébraux [9,10].

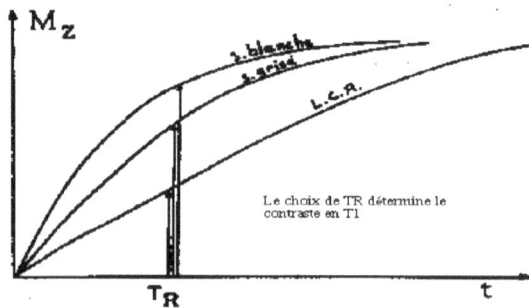

Figure 4:Pondération en T_1 du contraste pour différents tissus cérébraux

8

2.5.2   Pondération T_2 :

Pour avoir la pondération T_2, il faut appliquer un TR long pour ne pas avoir de pondération T_1 et employer un TE long pour avoir le temps d'enregistrer un signal montrant la différence d'aimantation transversale qui est due au déphasage des spins .

Le choix du temps d'écho TE détermine la pondération en T_2 du contraste de l'image en exprimant les variations de la composante transversale dont la décroissance se fait en T_2 [8].

Le contraste en T_2 est d'autant plus fort que le temps d'écho est long.

Une séquence à TE et TR longs donne des images pondérées en T_2, ce sont les séquences longues. La figure (5) représente la pondération en T_2 pour différents tissus cérébraux [9].

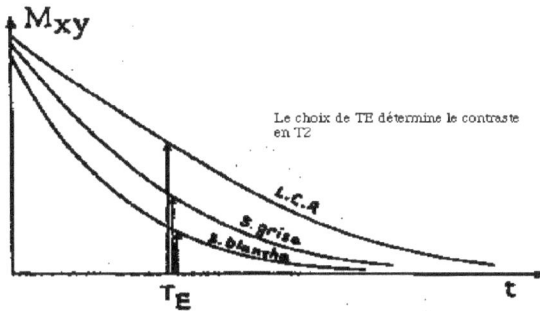

Figure 5:Pondération en T_2 du contraste pour différents tissus cérébraux

2.5.3   Densité protonique :

Une séquence TE court et TR long donne un contraste pondéré en densité d'hydrogène, sans influence par les effets de T_1, ni par les effets de T_2. La densité protonique correspond aux valeurs des vecteurs d'aimantation à l'état d'équilibre. La figure (6) montre les différents types de contraste en IRM [8].

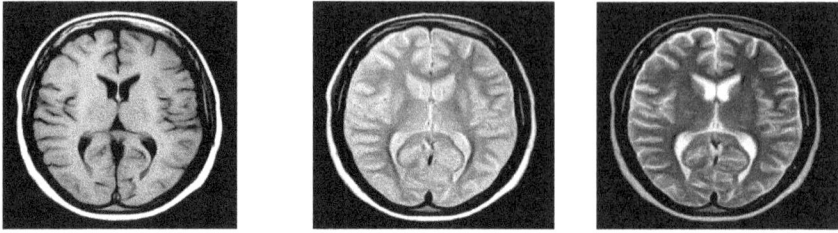

a. Séquence pondérée en T_1 **b.** Séquence pondérée en T_2 **c.** Densité des protons

Figure 6:Exemples d'images IRM cérébrales avec différents contrastes

2.6   Contraste entre tissu normal et tissu tumoral :

L'information diagnostique est tirée des différences d'intensités des signaux émis par le tissu normal et le tissu pathologique.

Dans un tissu normal au sein duquel se développe un tissu tumoral, la densité de protons ρ_n, le T_1 et le T_2 d'un tissu normal, et la densité de protons ρ_n, le T_1 et le T_2 d'un tissu tumoral, sont toutes augmentés, pour le tissu pathologique, par rapport à ceux du tissu sain. Dans une image pondérée en T_1, le tissu tumoral M_z repousse moins vite que dans le tissu normal car $T_{1t} > T_{1n}$ mais elle monte plus haut car $\rho_t > \rho_n$.

L'effet de l'augmentation de T_1 est neutralisé par l'augmentation de ρ et les courbes de relaxation longitudinale sont assez voisines.

Dans une image pondérée en T_2, M_{xy} du tissu tumoral décroit moin vite que celle du tissu normal car $T_{2t} > T_{2n}$. Par ailleurs, elle démarre plus haut car $\rho_t > \rho_n$. Ceci est illustré par la figure (7).

Les images pondérées en T_2 offrent un meilleur contraste entre le tissu normal et le tissu tumoral que les images pondérées en T_1. La lésion apparait en hypersignal avec une pondération en T2 [11].

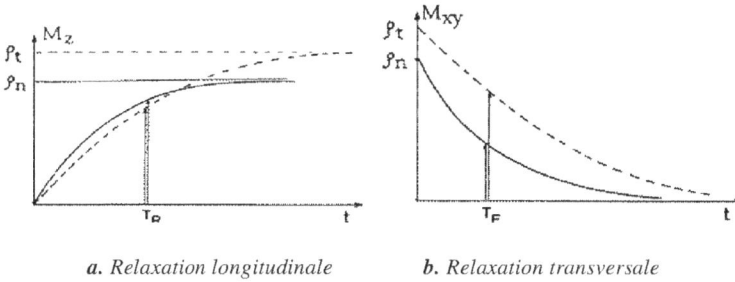

a. Relaxation longitudinale   *b. Relaxation transversale*

Figure 7:contraste entre tissu normal et tissu tumoral dans la   relaxation longitudinale et transversale

2.7   Le codage spatial des images IRM :

Pour pouvoir associer un signal à chaque pixel d'une image, des gradients de champ sont appliqués. Ces gradients permettent d'associer des fréquences de résonance différentes à des localisations spatiales distinctes. Il existe trois types de gradients pour le codage spatiale de l'image [1].

Un gradient de sélection de coupe (Gsc) va coder le niveau de coupes, un gradient de codage de phase (Gp) va coder les lignes de la matrice, et un gradient de codage de fréquence (Gf) va coder les colonnes de la matrice. Le codage spatial permet de stocker les données brutes dans un plan de Fourier où l'acquisition se fait ligne par ligne [10].

2.8   Principe de construction des images cérébrales :

L'intensité du signal observé dépend de la concentration en eau et du temps de relaxation des spins nucléaires pour obtenir une image de la répartition en eau dans le corps humain.

L'intensité recueillie pour un élément de volume, nommé voxel, dépend de la concentration de l'eau à l'endroit considéré et on obtient ainsi une image de la répartition de l'eau dans le corps. Il est possible d'observer des altérations des tissus, telles que les tumeurs, grâce aux différences de densité et de relaxation de l'eau.

Un traitement mathématique fondé sur la transformée de Fourier permet en post-traitement de relier la localisation et les fréquences pour construire une image en niveaux de gris [2].

2.9   Interprétation d'une image cérébrale :

Une image peut être définie comme un ensemble de points ou d'éléments (pixels pour une image 2D, voxels pour une image 3D) représentatifs de l'apparence d'un objet.

Dans le cas de l'IRM, la discrétisation du signal par un convertisseur analogique-digital permet d'obtenir une image de type numérique, c'est le codage informatique d'un signal physique. L'image est décomposée en un ensemble de points auxquels son associées des intensités de signal. Les caractéristiques de l'image sont :

- Sa taille
- Sa résolution : Le nombre de points ou pixels décrivant l'objet.
- Le contraste : La différence de signal détecté entre deux points [4].

Les images cérébrales correspondent à des constructions de coupe transversale, sagittale (longitudinale), coronale de l'encéphale ou d'un seul hémisphère. Elles peuvent également représenter le cerveau dans sa totalité.

3   Anatomie cérébrale :

Le cerveau est le centre de commande de tout le corps. Il collecte également les informations et il les enregistre. Cet organe est composé de plusieurs parties qui ont chacune des rôles spécifiques, tout en étant complémentaires les unes des autres.

3.1   Les hémisphères cérébraux :

Les hémisphères cérébraux forment les parties les plus volumineuses du cerveau. Ils sont deux : un hémisphère droit et un hémisphère gauche. Ils contrôlent l'ensemble de nos fonctions mentales supérieures: Mouvements volontaires, pensée, apprentissages, mémoire.

3.2   Le tronc cérébral :

Le tronc cérébral relie les hémisphères cérébraux à la moelle épinière. C'est lui qui contrôle les fonctions vitales du corps : battements du cœur, respiration, tension artérielle. Il commande aussi la mobilité des yeux, les mouvements du visage et la déglutition.

3.3   Le cervelet :

Le cervelet est situé à l'arrière du tronc cérébral. Il nous permet d'avoir des réflexes, de coordonner nos mouvements et de garder l'équilibre.

3.4   L'hypophyse et l'hypothalamus :

L'hypophyse et l'hypothalamus sont des structures nerveuses situées à la base du cerveau, au milieu du crâne. L'hypophyse joue un rôle fondamental dans la production des hormones.

L'hypothalamus, situé un peu au-dessus de l'hypophyse, est en contact avec toutes les autres zones du cerveau. Il régule les sensations de faim et de soif, la température du corps, le sommeil, la sexualité ou encore les battements du cœur. La figure (8) présente l'anatomie du cerveau [12].

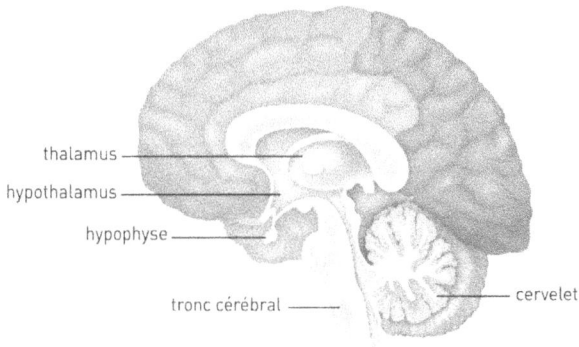

Figure 8:Le cerveau (coupe sagittale)

3.5   Systèmes de protection :

En tant que centre de commande de l'ensemble du corps, le cerveau bénéficie de trois systèmes de protections :

- Les os du crâne forment une première coque solide autour du cerveau. Ils le protègent des chocs.
- Trois membranes et les méninges, enveloppent le cerveau et la moelle
épinière et les protègent des blessures et des infections.

- Le liquide céphalo-rachidien (LCR) situé à l'intérieur du crâne le long de la colonne vertébrale, joue le rôle d'isolant et d'amortisseur contre les chocs.

Il est produit à l'intérieur du cerveau, dans des cavités appelées ventricules.

Renouvelé en permanence, ce liquide garde un volume stable, ce qui assure une pression constante à l'intérieur du crâne. La figure (9) montre la protection du cerveau [4,12].

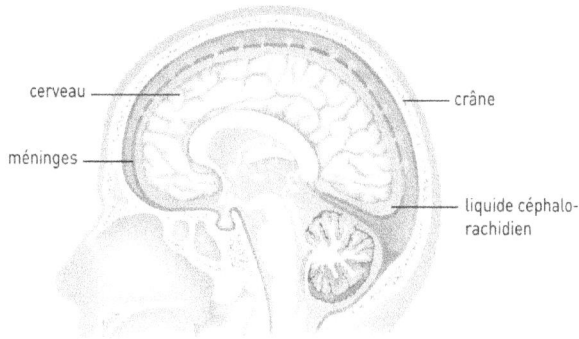

Figure 9:Protection du cerveau

A l'intérieur du crâne, le cerveau gère et coordonne la plupart des fonctions grâce à des milliards de neurones, connectés entre eux. Ces neurones sont entourés et se nourrissent par d'autres cellules appelées cellules gliales. La moitié des tumeurs du cerveau se développent à partir de ces cellules [2].

4 Types des tumeurs cérébrales explorés par l'IRM :

Une tumeur est une masse plus ou moins volumineuse due à une multiplication anormale de cellules. Selon leur localisation, leur taille, leur agressivité et la vitesse à laquelle elles se développent, ces tumeurs n'entraînent pas les mêmes symptômes et n'ont pas la même gravité. On appelle tumeur cérébrale toutes les tumeurs qui se développent à l'intérieur du crâne. Elles peuvent se développer dans n'importe quelle zone du cerveau. En fonction de l'origine de la cellule qui est devenue cancéreuse, il existe un grand nombre de tumeurs du cerveau différentes [5].

4.1   Tumeurs extra-cérébrales :

4.1.1   Méningiomes :

Ces tumeurs se développent sur les méninges et se situent entre les hémisphères ou sur ceux-ci. Ils sont fréquents, bénins, d'évolution lente et encapsulés, mais peuvent atteindre une taille impressionnante avant qu'on ne les détecte, jusqu'à 15 cm.

Ce type de tumeur est présenté dans la figure (10).

4.1.2   Neurinome :

Ce sont des tumeurs du nerf acoustique, se développent à partir des cellules de la gaine de Schwann, dans le conduit   auditif   interne. Les neurinomes sont relativement bénins, encapsulés et d'évolution lente. La figure (10) montre un exemple d'un cas atteint par le Neurinome.

4.1.3   Adénome hypophysaire :

Cette tumeur touche surtout l'hypophyse. Elle est bénigne, encapsulée et d'évolution lente.

La nature de la tumeur fait qu'il est très difficile de l'enlever, car on risque de toucher l'hypophyse. Ce type de la tumeur est présenté par la figure (10) [5,13].

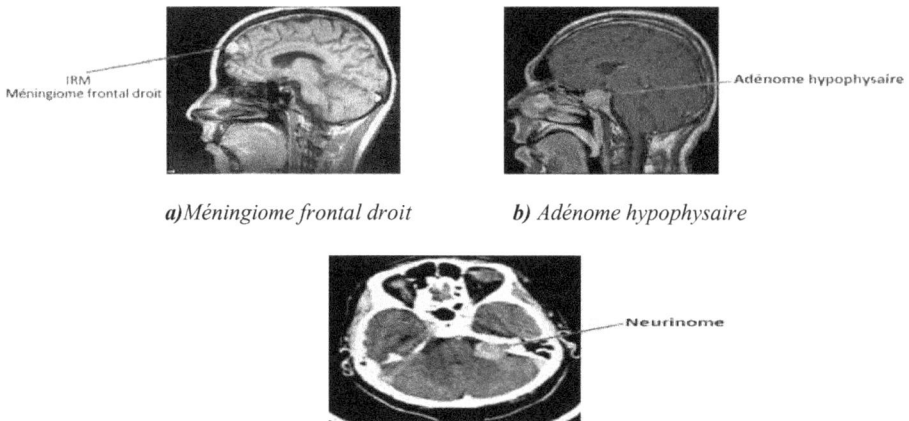

a)Méningiome frontal droit   *b) Adénome hypophysaire*

c) Exemple de sujet atteint par le Neurinome

Figure 10:Types de tumeurs extra-cérébrales

4.2   Tumeurs intra-cérébrales :

4.2.1 Gliomes :

Les tumeurs intra-cérébrales les plus fréquents sont les gliomes.

Les gliomes sont les tumeurs cérébrales les plus fréquentes, elles se développent à partir de la névroglie dans l'hémisphère cérébral. On distingue 4 grades de malignité en fonction du potentiel d'envahissement cellulaire. Les récidives sont fréquentes. Les gliomes bénins peuvent évoluer vers la malignité [13,14].

4.2.2 Astrocytomes :

Ce sont des tumeurs moins malignes. Ce type des tumeurs peut cependant évoluer avec le temps et devenir agressif. Elles se développent dans le cervelet ou dans les hémisphères cérébraux. Ils surviennent dans les hémisphères cérébraux, et peuvent se développer sur le cervelet. Les Astrocytomes sont classés en 2 grades, exprimant notamment leur dangerosité. Ce type des tumeurs est présenté par la figure (11) [5,9].

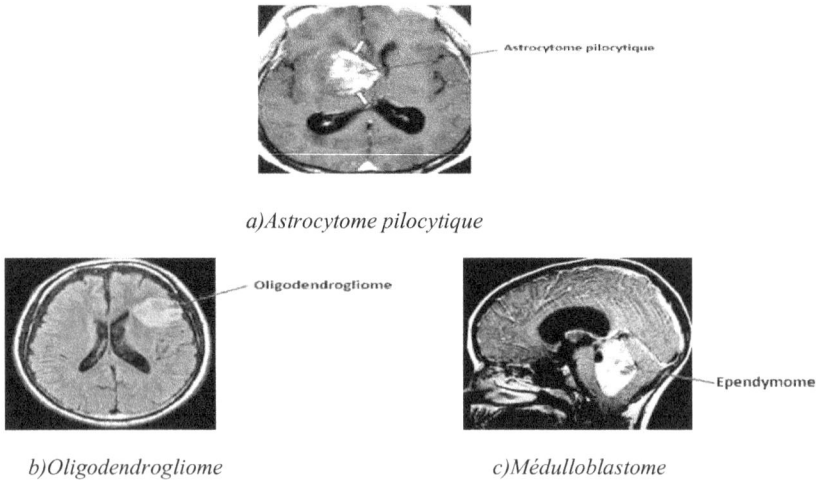

a)Astrocytome pilocytique

b)Oligodendrogliome   *c)Médulloblastome*

Figure 11:Types de tumeurs intra-cérébrales

5 Position du problème :

Le cerveau est organisé en plusieurs zones, qui gèrent chacune des activités spécifiques tels que le langage, l'équilibre du corps, les battements du cœur, la circulation du sang, la mémoire. Une tumeur peut entraîner des troubles très différents selon la zone dans laquelle elle se développe. La localisation de la tumeur est un élément essentiel pour le choix des traitements.

L'IRM a la précision apportée, en particulier dans l'étude du cerveau. Pour pouvoir analyser ces tumeurs, les médecins localisent leurs contours manuellement. Ceci peut fausser l'examen, et présenter un risque pour le patient. Pour éviter ces problèmes, les techniques de traitement d'images, apportent des solutions automatiques. La technique qui permet de délimiter automatiquement les objets dans les images numériques s'appelle 'segmentation'.

Dans ce présent travail, nous nous proposons de développer une méthode qui permet de localiser automatiquement les tumeurs dans les images IRM cérébrales.

Nous allons nous intéresser en particulier à la méthode des contours actifs basés région. Le principe de cette méthode sera présenté en détails dans le chapitre suivant.

6 Conclusion :

L'IRM fournit des images du corps humain de très haute qualité, avec des informations à valeur anatomique dans n'importe quel plan de l'espace et des informations très variées dites «signal» explorant les propriétés magnétiques de la matière. L'IRM est devenue une technique d'imagerie très polyvalente et sophistiquée.

A travers ce chapitre, nous avons étudié le principe de l'IRM, nous nous sommes intéressées particulièrement à l'exploration du cerveau et ces pathologies détectées par l'IRM.

Et nous avons aussi présenté notre problématique qui consiste à présenter une méthode automatique pour la localisation des tumeurs cérébrales dans les images IRM cérébrales. Ceci peut alléger considérablement le travail du médecin et l'aider à quantifier précisément les tumeurs cérébrales.

Chapitre 2 : Méthode de contour actif

1 Introduction :

La segmentation d'image est le thème de recherche le plus courant en traitement d'images.

C'est une étape primordiale en traitement d'images conduisant à l'analyse de données d'images traitées en divisant une image en parties ou ensembles qui ont une forte corrélation avec des objets contenus dans l'image. Son but est de diviser les différentes parties de l'image ayant des caractéristiques communes en plusieurs zones distinctes selon des critères particulières, le plus souvent liés à la texture ou au niveau de gris. Ceci afin d'extraire les structures normales ou anormales de l'image [15,20].

Il existe de nombreuses méthodes de segmentation. Les contours actifs comptent parmi les méthodes les plus célèbres de segmentation. Ce chapitre sera consacré à l'étude de la méthode des contours actifs basés région. Nous présenterons tout d'abord les différentes méthodes de segmentation, puis la méthode de contour actif et décrire la méthode de contour actif basé région.

2 Méthodes de segmentation :

La segmentation d'images consiste à regrouper les différents pixels de l'image en classes, chaque classe regroupe les pixels similaires au sens d'un critère donné. Le processus de segmentation consiste à isoler une ou plusieurs structures d'intérêt présentes dans une image.

Les méthodes de segmentation fondées sur la discontinuité font appel à la notion de frontière alors que celles fondées sur la similarité font appel à la notion de région.

On distingue classiquement deux classes de méthodes de segmentation, les approches régions qui subdivisent l'image en régions selon des critères d'homogénéités, et les approches contours qui cherchent à identifier les contours des objets présents dans l'image [15,16].

2.1   Segmentation par approche région :

La segmentation par approche région est la partition de l'image en un ensemble fini de régions qui est un ensemble de pixels connexes ayant des propriétés communes qui le différencient des pixels des régions voisines.

Les approches région réalisent la segmentation en partitionnant l'image en zones vérifiant un critère d'homogénéité. Ce critère concerne généralement l'intensité des pixels.

La segmentation en régions homogènes vise à segmenter l'image en se basant sur ses propriétés intrinsèques qui détermine le critère de segmentation.

Il existe différentes techniques de segmentation dont les plus utilisées sont :

- Le seuillage.
- La croissance de régions.
- Méthode globale ou par séparation.
- Méthode locale par fusion.
- Méthode par séparation-fusion [15].

2.2 Segmentation par approche contour :

Un contour est une zone de transition entre régions homogènes. Pour représenter une image d'une manière plus naturelle, il est intéressant de la modéliser en termes de contours et de texture, tel que les contours représentent les frontières entre les objets de l'image.

Les approches contours abordent la segmentation comme la recherche des frontières entre les objets et le fond. Elles font intervenir la notion de dérivation, car les frontières recherchées correspondent aux zones de fortes variations d'intensité.

La segmentation par approche contour est basée sur l'information de gradient pour localiser les frontières des régions. Elle se devise en deux approches : l'approche dérivative et l'approche variationnelle [15,16].

2.2.1 Approche dérivative :

La méthode dérivative consiste en quatre étapes :

▪ **Détection de contour :**

La détection de contour s'obtient par une différentiation de l'image et elle peut s'appliquer à des images binaires ou d'autres. Le but de la détection de contours est de repérer les points d'une image numérique qui correspondent à un changement brutal de l'intensité lumineuse. Ces changements de propriétés de l'image traduisent en général des événements importants.

- **Extraction de contour :**

L'extraction de contour est une étape qui définit quels sont les contours que l'on considère comme importants et quels sont ceux que l'on rejette. Généralement, on effectue une binarisation de manière à éliminer les fluctuations dues aux bruits de l'image. Ceci explique que la segmentation par extraction de contours est efficace dans le cas des scènes contrastées. Dans le cas contraire, on peut avoir perte d'une partie du contour de l'objet ou obtention de contours non fermés qui nuisent à leur représentation future [15].

- **Fermeture de contour :**

La méthode de fermeture de contour vise à chercher et remplir le chemin le plus court entre les extrémités de contour.

- **Codage de contour :**

Le codage de contour consiste à écrire une liste qui traduit l'emplacement du point [17].

2.2.2 Approche variationnelle :

On s'intéresse dans cette partie aux modèles déformables, dits encore contours actifs.

Le modèle de contour actif est un modèle mathématique ou géométrique qui se déforme de façon à séparer d'une côté l'objet qui nous intéresse et de l'autre le reste de l'image [17,19].

3 Les contours actifs :

Un modèle de contour actif, nommé aussi snake, est une structure dynamique qui évolue itérativement de manière à s'ajuster aux frontières des objets recherchés. Il s'agit d'une courbe paramétrique capable de se déformer de manière itérative vers une zone d'intérêt d'une image [18].

3.1 Principe :

A partir d'une position initiale dans l'image, le modèle est déformé de façon à s'ajuster aux frontières de la structure d'intérêt que l'on souhaite segmenter.

L'évolution de la courbe est effectuée par minimisation d'une fonctionnelle d'énergie. Tout en réalisant un compromis entre la régularité géométrique du modèle et son adéquation avec les données image [19].

De manière générale, l'évolution est réalisée par une approche énergétique. Elle consiste à associer une fonctionnelle d'énergie qui dépend de la régularité géométrique de la surface et de sa distance aux données à segmenter.

L'énergie comporte généralement des termes internes qui dépendent de la surface sans considérer l'image, et des termes externes mettant en relation le modèle avec l'image.

Les termes internes maintiennent la régularité géométrique de la surface tandis que les termes externes attirent la surface vers les frontières de l'objet.

Le contour est représenté par une courbe C=v(s,t), ouverte ou fermée, paramétrée par l'abscisse curviligne normalisé s et le temps t. Le processus de déformation est lié à la minimisation d'une fonctionnelle d'énergie, notée E et composée de deux termes [20].

D'où l'équation :

$$E(C) = E_{int}(C) + E_{ext}(C) \qquad (4)$$

Avec :

C : Le contour ou la surface déformable.

E_{int} : L'énergie interne qui contrôle la continuité et la régularité d'espacement des points de la courbe. Regroupe des notions comme la courbure et l'élasticité du contour.

E_{ext} : L'énergie externe qui l'attire vers les contours de l'objet recherché. Correspond à l'adéquation aux données elle prend en compte les caractéristiques de l'image.

Il existe deux grands types de fonctionnelles associées aux contours actifs : celles basées sur des critères contours comme le gradient et celles basées régions. Les termes basés contour, sont le plus souvent relatifs au gradient. Les contours actifs basés gradient évoluent en se basant sur le gradient el l'intensité caractérisant l'image. Les termes basés région, se reposent sur des caractéristiques globales de la zone [21]. En effet, l'ajout des informations sur la répartition des caractéristiques photométriques ou autre dans la région, permet de passer aux contours actifs basés région.

Dans ce qui suit, nous allons nous intéressées particulièrement à la méthode de contour actif basé région en présentant son principe, la notion d'énergie et décrire les étapes de son évolution [26,28].

3.2   Contour actif basé région :

Le contour d'un objet est défini comme l'ensemble des points de l'objet ayant des voisins n'appartenant pas à l'objet. Il délimite donc, deux régions différentes.

L'évolution de la courbe n'est plus directement reliée à des informations de contour dans l'image mais à des informations sur les régions que le contour définit, la région intérieure au contour, la région extérieure au contour et l'information le long du contour lui-même.

L'idée des contours actifs basés région est de prendre en compte des propriétés de l'image sur des régions et non plus localement. On fait alors évoluer le contour pour qu'il délimite deux régions les plus homogènes possibles [26,27].

Le cadre des contours actifs basés région, permet de combiner au sein d'un même formalisme des informations géométriques liées à la forme des régions à segmenter et photométriques liées à l'intensité des pixels, ou à la texture des régions. Ce qui exige l'application à chaque point du contour dont le voisinage appartient au fond, une force dirigée vers l'intérieur du contour. Inversement, chaque point du contour possédant un voisinage appartenant à l'objet sera soumis à une force en direction de l'extérieur. Toutes ces forces sont définies avec une direction normale au contour [28].

3.2.1   Principe :

Les contours actifs basés régions tiennent compte d'une information globale sur la région à segmenter prenant en compte une certaine homogénéité de la région.

Les régions sont caractérisées chacune par une fonction nommée descripteur qui dépend des caractéristiques attachées à la région et qui évolue au cours de la propagation du contour à partir de la minimisation d'un critère général.

Ils dépendent de l'évolution de la courbe qui dépend à son tour des caractéristiques attachées aux régions en évolution.

Les termes basés région peuvent s'exprimer par une intégrale de régions. L'intégrale sur une région d'un descripteur dépendant lui-même de la région.

$$J_r(\Omega) = \int_\Omega k(x, \Omega)\, dx \qquad (5)$$

k est appelé descripteur de la région Ω considérée qui dépend des propriétés de la région Ω.
Le descripteur k(x, Ω) est de la forme :

$$K(X, \Omega) = \varphi\big(I(x) - \mu(\Omega)\big) \qquad (6)$$

Avec $\varphi(r)$ une fonction positive de classe $C^1(\text{R})$, paire et croissante sur R^+. La moyenne µ est définie par :

$$\mu(\Omega) = \frac{1}{|\Omega|} \int_{\Omega} I(x)\, dx \qquad (7)$$

Les images sont représentées par des fonctions continues I : $\Omega_I \rightarrow R^m$ avec Ω_I un sous-ensemble de R^2 représentant le support de l'image. On note $I(x)$ l'intensité lumineuse du pixel $\in \Omega_I$ [21,22].

3.2.2   Notion d'énergie :

L'évolution du contour actif est basée sur la notion d'énergies, le but étant de minimiser l'énergie totale présente le long de la courbe.

Donc, la courbe se déplace sur les régions voisines qui possèdent l'énergie la plus faible. Le minimum des fonctionnelles d'énergie sera associé au contour final qui doit représenter les frontière de la région cherchée.

Les types des forces qui interagissent dans le phénomène d'évolution du contour actif sont :

-   Une force qui attire la particule vers les contours de l'image et qui s'écrit comme la variance de l'image.
-   Une force élastique qu'on peut interpréter physiquement comme l'action de deux ressorts qui relient chaque particule à ses deux voisines.
-   Une force de courbure, qui pousse les particules voisines à s'aligner sur une même droite.

Ces forces sont représentées par des énergies associées au contour actif :

-   Une énergie propre, due uniquement à la forme du contour, dite énergie interne.
-   Une énergie potentielle imposée par l'image dite énergie externe. Cette force va attirer la ligne du contour actif vers les contours réels présents sur l'image.

En effet, une image I(x, y) est définie pour$(x, y) \in \Omega$, où Ω est le domaine de l'image. Ce domaine est constitué de deux parties : la partie contenant les objets à segmenter notée Ω_{in} et le fond de l'image noté Ω_{out}. La frontière commune entre ces deux domaines est notée Γ [21,26].

La fonctionnelle générale à minimiser pour la partition d'une image en N régions est de la forme suivante:

$$J(U_{i=1}^N \Omega_i, \partial\Omega) = \sum_{i=1}^N \int_{\Omega_i} K_i(x, \Omega_i)\, dx + \int_{\partial\Omega} K_b(x)\, ds(x) \qquad (8)$$

Avec :

K_i Le descripteur de la région Ω définie le critère d'homogénéité de l'objet à segmenter

K_b Le descripteur du contour définie le critère de régularité.

∂ Le contour des régions

$\partial\Omega$ L'interface entre ces deux régions

Pour la partition d'une image en deux régions, la fonctionnelle générale à minimiser est de la forme suivante:

$$J(\Omega_{in}, \Omega_{out}, \Gamma) = \int_{\Omega_{in}} K_{in}(x, \Omega_{in})\, dx + \int_{\Omega_{out}} K_{out}(x, \Omega_{out})\, dx + \int_{\partial\Omega} K_b(x)\, dx(x) \,(9)$$

Avec :

$K_{(in)}$ Le descripteur d'homogénéité de l'objet à segmenter

$K_{(out)}$ Le descripteur de la région du fond

Ω_{in} La région contenant les objets à segmenter

Ω_{out} La région du fond

$\Gamma = \partial\Omega_{in}$ L'interface entre ces deux régions.

Les deux régions forment une partition de l'image, on a donc $\Omega_{in} \cup \Omega_{out} \cup \Gamma = \Omega_I$ qui est le domaine de l'image et $\Omega_{in} \cap \Omega_{out} = \emptyset$ [21,23].

3.2.3   Evolution du contour actif basé région :

Le principe d'évolution des contours actifs est de faire déformer une courbe initiale vers un objet d'intérêt. L'évolution de cette courbe se fait sous l'action d'une force par minimisation d'une fonctionnelle d'énergie [21]. La convergence du contour vers l'objet à segmenter se fait par la mise en compétition des critères tels que la moyenne, et la variance calculées respectivement sur les régions intérieure « in » et extérieure « out » au contour à une itération donnée [25].

Le principal objectif des contours actifs basés région est d'introduire une information globale dans l'équation d'évolution du contour actif en plus de l'information locale procurée par les termes basés contours.

Il se déforme sous l'action des forces liées à l'information présente dans l'image et à la géométrie de la courbe à travers la minimisation d'une énergie. La fonctionnelle à minimiser est basée sur des critères globaux caractérisant la région à segmenter. Le contour converge pour entourer l'objet recherché de manière précise. Le contour actif possède l'avantage de segmenter l'image avec une intégration d'une vision globale de la région à segmenter [26].

Les contours actifs basés région ont été utilisés pour de nombreuses applications en analyse d'images. Ces méthodes sont basées sur la minimisation d'une énergie formée de terme de lissage et de terme d'attraction vers la région distinctive de l'image par la dérivée de l'intégrale le long de la courbe d'une fonctionnelle caractérisant la région à segmenter [31].

La figure (12), présente l'évolution du contour actif, de sa position initiale aux frontières de l'objet.

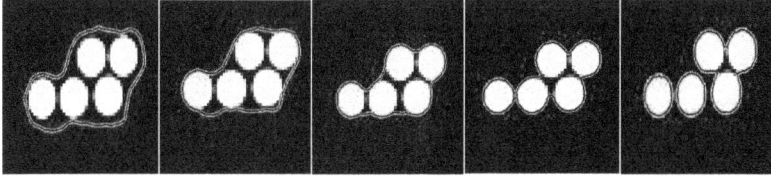

Figure 12:Evolution de contours actifs basés régions

3.2.4   Equation d'évolution du contour actif basé région :

Les contours actifs basés région, utilisent un formalisme nécessitant des outils de dérivation de domaine. L'évolution du contour vise à chercher Ω_{in} la région contenant l'objet à segmenter et Ω_{out} la région du fond. Notons Γ le contour actif, défini par avec $\tau \in [0, T]$ le paramètre d'évolution de la courbe. Γ_0 est le contour initial et v est la vitesse d'évolution de la courbe. La figure (13) illustre cette évolution [24,27].

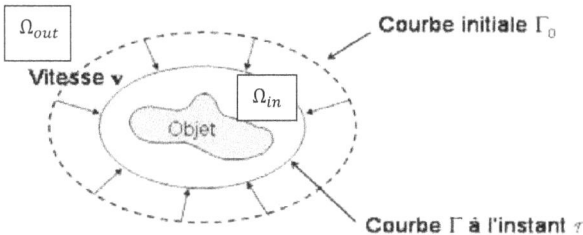

Figure 13:Evolution du contour actif Γ à la vitesse v vers l'objet d'intérêt

ISTMT

L'évolution de ce contour actif Γ est régie par une équation aux dérivées partielles de la forme de l'équation :

$$\begin{cases} \dfrac{\partial \Gamma(p,\tau)}{\partial \tau} = V(p,\tau) \\ \Gamma(p,0) = \Gamma_0(p) \end{cases}$$

Le contour $\Gamma(\tau)$ est modélisé comme un contour actif qui converge vers la segmentation voulue. Γ_0 Le contour initial, l'equation d'évolution de $\Gamma(\tau)$ sous la forme suivante :

$$\frac{\partial \Gamma(\tau)}{\partial \tau} = v \qquad (11)$$

V est le vecteur vitesse du contour qui fait évoluer $\Gamma(\tau)$, le plus rapidement possible vers un minimum du critère [22,28].

Dans le cas des contours actifs basés région, la fonctionnelle à minimiser comporte des critères globaux caractérisant la région. La vitesse d'évolution du contour se base, sur une intégrale sur le contour. Il faut les inclure dans un critère à minimiser à partir duquel sera déduite la vitesse du contour [27]. Ce qui permet de déformer une courbe initiale, vers l'objet à segmenter. Les déformations de cette courbe sont déduites de la dérivation d'une fonctionnelle caractérisant l'objet [18,29].

Il est nécessaire de dériver l'intégrale sur la région pour obtenir une expression de la vitesse :

$$dJ_r(\Omega, V) = \int_\Omega K'(x,\Omega,V)\, dx - \int_{\partial\Omega} K(x,\Omega)\,(V.N)\, da \qquad (12)$$

4 Conclusion :

Les contours actifs s'avèrent très pertinents pour isoler les différentes parties de l'image ayant des caractéristiques communes en plusieurs zones distinctes selon des critères particulières, le plus souvent liés à la texture ou au niveau de gris. Nous avons définis dans ce chapitre les méthodes de segmentation et nous nous sommes intéressées particulièrement à la méthode de contour actif basée région en présentant son principe, la notion d'énergie et décrire son évolution.

Chapitre 3 : Application du contour actif basé région pour la localisation des tumeurs dans des IRM cérébrales

1 Introduction :

Les contours actifs basés région sont définit par une courbe déformable qui évolue de manière itérative en minimisant sa fonctionnelle d'énergie et en prenant en compte les propriétés et les critères globaux caractérisant la région.

Le principe d'évolution du contour actif est de faire évoluer une courbe en direction des bords de l'objet ou des objets à détecter. L'idée de cette méthode consiste à séparer les pixels appartenant à l'objet d'intérêt dans l'image selon un critère défini à partir de l'homogénéité d'une couleur ou de l'intensité en niveau de gris ou d'un sous-ensemble des pixels de l'image. Dans ce chapitre, nous allons appliquer la méthode de contour actif basé région pour la localisation des tumeurs dans des images IRM cérébrales. Nous allons discuter par la suite les résultats obtenus suite à des multiples tests effectués sur l'ensemble des images IRM cérébrales disponibles.

2 Description pratique du contour actif basée région :

Le contour actif basé région est défini par une courbe paramétrique fermée minimisant une énergie et évoluant de manière itérative à partir d'une position initiale proche du contour recherché jusqu'à convergence. L'idée de base est de positionner, au voisinage du contour à détecter, une courbe qui sera l'initialisation du contour actif [29].

Pendant les itérations, chaque point du contour peut évoluer vers un nouvel emplacement situé à une distance fixe de dernier emplacement et selon une direction orthogonale à la direction donnée par le segment.

La détection du contour de l'objet requiert une phase dynamique du contour (d'où la dénomination "actif") qui évoluera itérativement au cours du temps, de sa position initiale vers les bords de l'objet à extraire [28,30].

L'idée de cette méthode consiste à séparer les pixels appartenant à la région d'intérêt dans l'image selon un critère défini à partir de l'homogénéité d'une couleur ou de l'intensité en niveau de gris d'un sous-ensemble des pixels de l'image [31].

L'évolution de la courbe permet au contour de trouver un état d'équilibre tout en minimisant une fonctionnelle d'énergies.

Cette fonctionnelle d'énergie peut être schématisée comme la somme de deux classes de termes énergétiques. La courbe est soumise à des forces externes qui représentent les caractéristiques de l'image et à des forces internes d'élasticité qui assure une cohérence pendant l'évolution du contour initial [28,29].

L'évolution de la courbe s'arrêter lorsqu'il ne sera plus possible d'améliorer le positionnement ou simplement quand le nombre maximum d'itérations est atteint. Cette dynamique est basée sur la notion d'énergies interne et externe.

Chaque itération peut se présenter de la manière suivante :

- Calcule des énergies interne et externe, caractérisant le contour lui-même et son positionnement sur l'image

- Détermination d'une nouvelle position pour chaque point du contour, sur laquelle le contour devrait mieux minimiser les écarts de contraintes.

- Arrangement du contour pour qu'il respecte des contraintes d'écartement entre les points, de régularité de points [29].

Le processus itératif s'arrête lorsqu'il atteint un état stationnaire dans lequel aucun point du contour ne change de position. Le critère d'arrêt du contour actif est basé sur la stabilité des points du contour. Ainsi, la courbe est placée dans la zone d'intérêt de l'image.

3   Base des images utilisées :

Nous avons utilisé des images IRM qui contiennent des tumeurs cérébrales de différentes formes et de différentes tailles. La figure (14) présente des échantillons de la base.

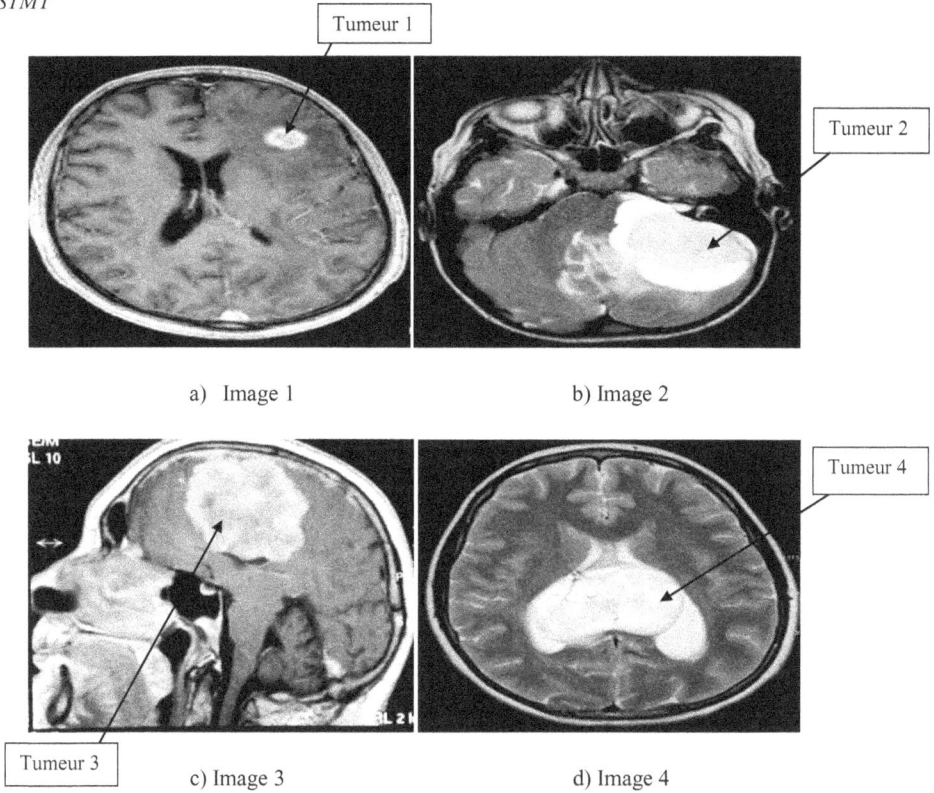

a) Image 1   b) Image 2

c) Image 3   d) Image 4

Figure 14:Echantillons de base des images IRM cérébrales

4   Application du contour actif :

 Les contours actifs tirent leur origine des modèles élastiques. Chaque position du contour actif donne une énergie interne et une énergie externe dont la somme doit être minimisée et influencera les mouvements des points du contour actif. La grande difficulté de l'utilisation du contour actif réside dans le choix des pondérations à donner à chaque énergie. Traditionnellement il est d'usage d'utiliser un paramètre pour l'énergie interne et un autre pour l'énergie externe.

Dans ce qui suit, nous allons nous intéresser à étudier l'influence de deux types d'énergies interne et externe sur la déformation de contour actif et étudier aussi l'influence de l'initialisation et le nombre d'étirations, et l'influence de leurs variations sur les résultats obtenus.

4.1   Influence de l'Initialisation :

L'initialisation joue un rôle important sur la qualité de la localisation obtenue. Elle dépend de la position du contour (proche ou loin des frontières de l'objet), sa taille et sa forme à l'initialisation par rapport à la région à détecter.

Les figures suivantes montrent l'influence de la variation de ces deux paramètres sur le résultat de la segmentation. La figure (15) donne le résultat de détection avec deux initialisations : initialisation proche du contour final (figure 15.c) et initialisation loin du contour final (figure 15.d). Le nombre d'itérations choisit de la courbe est fixe.

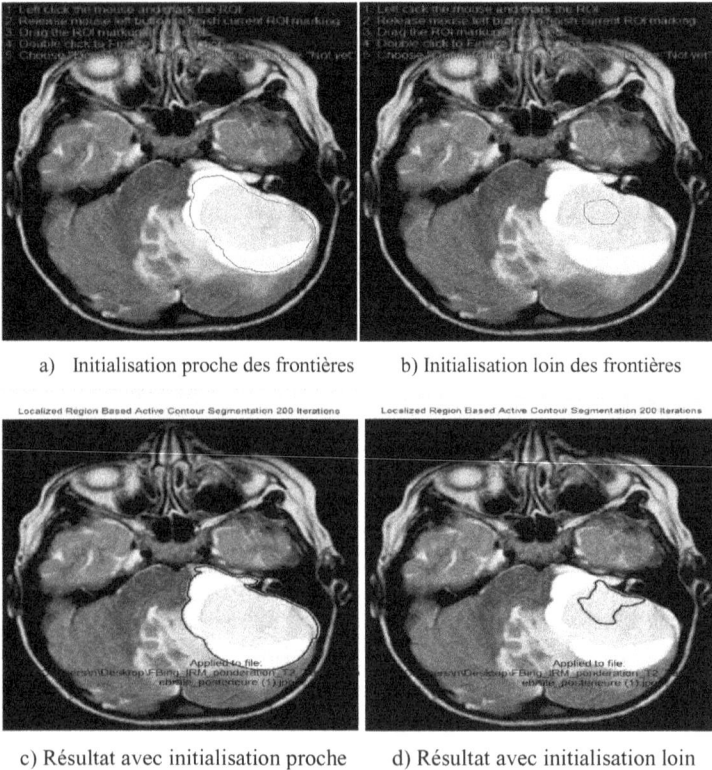

a)   Initialisation proche des frontières   b) Initialisation loin des frontières

c) Résultat avec initialisation proche   d) Résultat avec initialisation loin

Figure 15:Impact de l'initialisation sur le résultat de détection

Pour un même nombre d'itérations, les résultats obtenus montrent que le choix de l'initialisation doit être le plus proche possible des frontières de l'objet à localiser.

Nous avons testés les performances du modèle vis-à-vis de la forme d'initialisation, avec des contours de formes variées.

La figure (16) donne les résultats de détection avec une forme similaire à la forme de la tumeur à détecter et avec une forme compliquée et différente de la forme de la région à détecter.

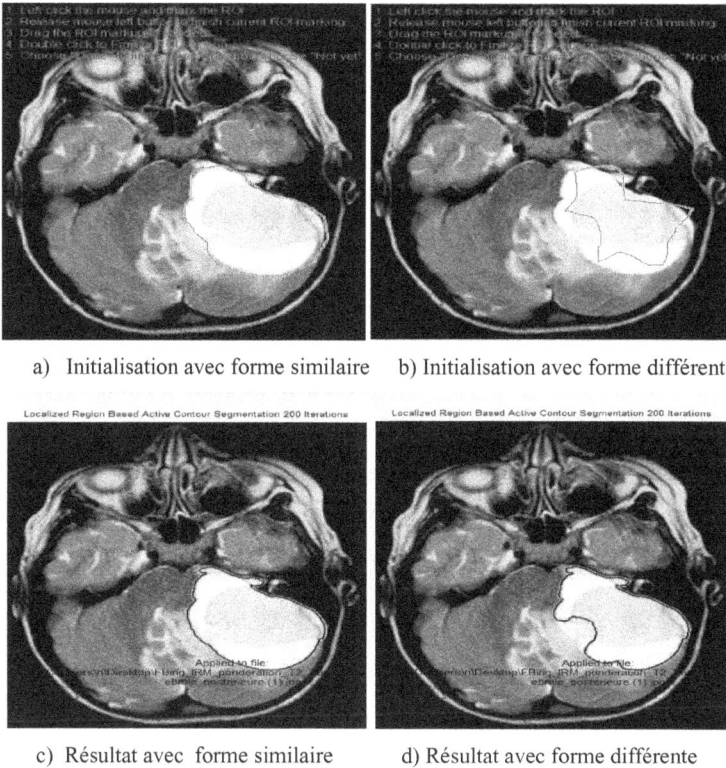

a) Initialisation avec forme similaire   b) Initialisation avec forme différente

c) Résultat avec forme similaire   d) Résultat avec forme différente

Figure 16:Impact de la forme de la courbe initiale

Les résultats obtenus montrent que la forme de la courbe à l'initialisation doit être la plus proche possible de la forme à segmenter en évitant les courbe de forme compliquée.

4.2   Influence du nombre d'itérations :

L'évolution du contour actif basé région se fait d'une manière itérative. La déformation de la courbe dépend du nombre d'itérations choisit par l'utilisateur. La courbe s'arrête lorsqu'elle atteint le nombre choisit d'itérations.

Nous initialisons le contour avec un nombre variable d'itérations. La figure (17) donne le résultat de détection avec un nombre d'itérations important et un nombre d'itérations faible.

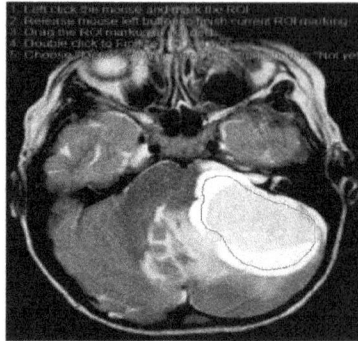

a) Initialisation du contour

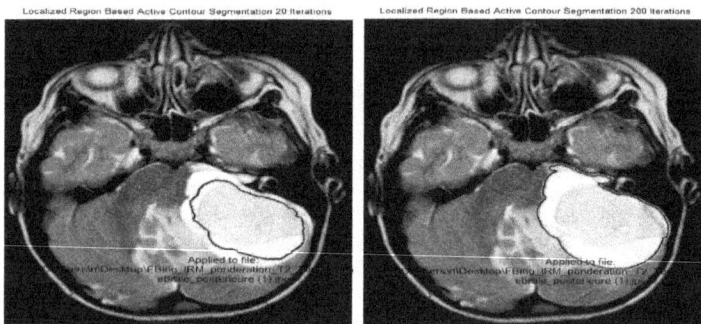

b) Résultat avec nombre d'itérations=20 c) Résultat avec nombre d'itérations=200

Figure 17:Impact du nombre d'itérations

Plus le nombre d'itérations est important plus la convergence vers les contours de la tumeur est bonne. Ceci illustre l'importance d'initialiser avec un nombre d'itérations important pour une meilleure localisation des tumeurs.

4.3   Influence de l'énergie externe :

L'énergie externe prend en compte les caractéristiques de la région à délimiter. La figure suivante montre l'influence de la variation de l'énergie externe sur le contour actif basé région pour la localisation des tumeurs.

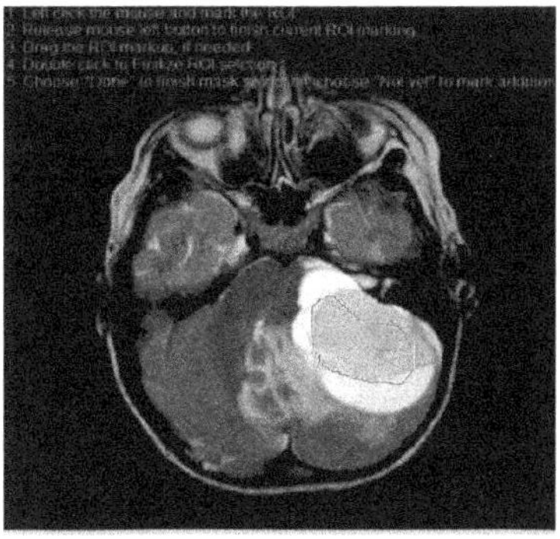

a) Initialisation de contour

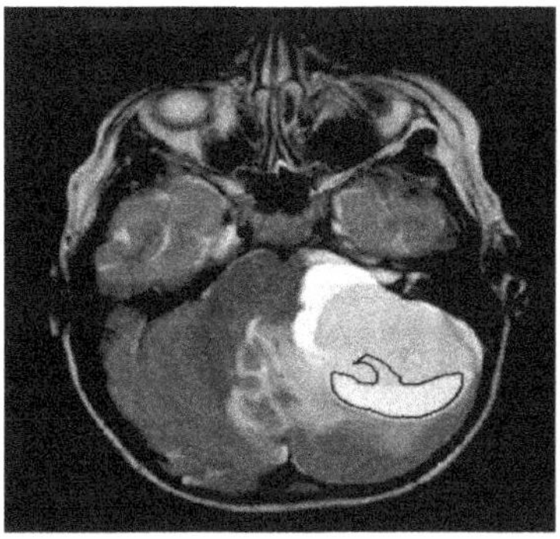

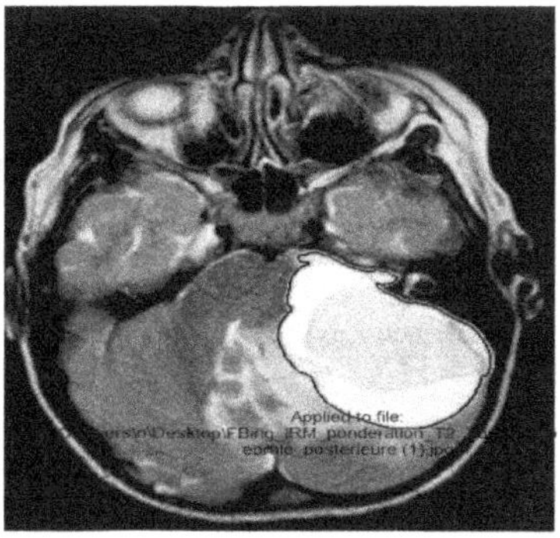

b) Energie externe forte   c) Energie externe faible

Figure 18:Influence de l'énergie externe sur le contour actif basé région

La variance de l'image attire le contour actif basé région vers la région la plus proche et la plus homogène. D'après les résultats obtenus, nous remarquons que dans le cas d'une énergie externe forte, la variance est aussi grande, elle peut attirer à son tour la courbe vers des régions lointaines des frontières de l'objet à localiser.

Nous constatons que pour avoir une bonne localisation de l'objet à détecter il faut prendre une énergie externe faible pour éviter la déviation et la divergence du contour actif vers autres régions.

4.4   Influence de l'énergie interne :

L'énergie interne ne dépend pas de l'image, elle dépend   de l'élasticité et la flexion de contour. La figure (19) présente l'état de l'initialisation et l'effet de l'énergie interne sur la détection des tumeurs.

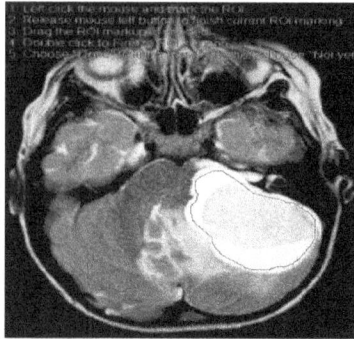

a)   Initialisation de contour actif

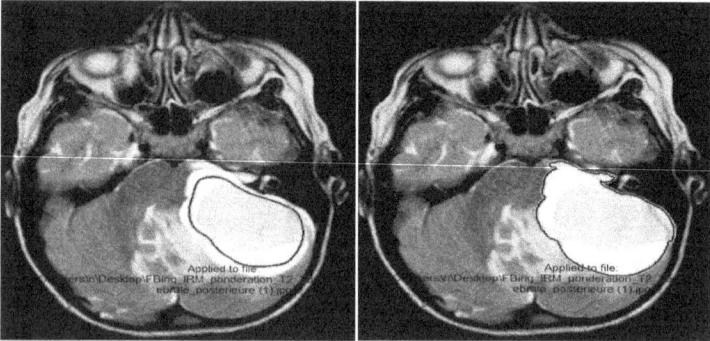

b) Energie interne forte   c) Energie interne faible

Figure 19:Influence de l'énergie interne sur le contour

Les résultats obtenus montrent que si l'énergie interne est forte, les contraintes d'élasticité sont aussi fortes, la courbe perd sa flexibilité et devient si rigide. Ceci empêche le déplacement du contour vers les frontières de la tumeur ainsi que l'évolution de la courbe est trop lente. Il est préférable d'utiliser une énergie interne faible.

4.5   L'ajout d'une étape de prétraitement :

Les contours actifs sont reconnus par leur sensibilité au bruit. Pour éviter la divergence du contour par la présence du bruit existant dans l'image, nous proposons l'ajout d'une étape de prétraitement. C'est une étape nécessaire qui permet de réduire l'effet du bruit présent dans la plupart des images médicales. Parmi les étapes de prétraitement d'image on trouve le filtrage.

Le filtrage est très important pour améliorer l'aspect final de l'image et faciliter sa segmentation. Nous avons utilisé un filtre de diffusion anisotropique.

Le principe du filtre de diffusion anisotrope est de contrôler le lissage de manière progressive dans les zones de réflectivité (intensité de pixels) homogène.

Ce qui permet d'éliminer le bruit en augmentant l'homogénéité dans les régions et renforcer la différence entre elles tout en préservant les frontières et les détails. C'est un filtre approprié pour réduire le bruit et homogénéiser les zones de niveaux de gris voisins des images en 2D et 3D. Le traitement des images par utilisation de diffusion anisotropique nécessite une boucle itérative (pour chaque pixel de l'image) [32].

Le filtrage anisotropique est régit par les paramètres suivants:

N : Nombre d'itérations.

L : Coefficient de stabilité.

K : Coefficient de conduction, choisit suivant la force des contours et le niveau du bruit.

C'est le coefficient de diffusion permet de contrôler l'effet de la diffusion. Il est choisit de manière à permettre la diffusion dans les zones homogènes.

La figure (21) présente les résultats de localisation de la tumeur en et sans présence d'une étape de filtrage.

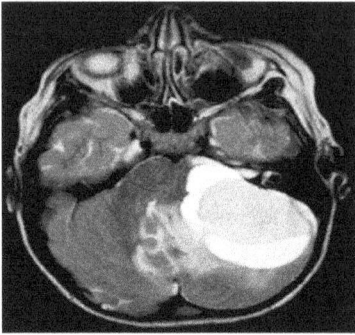

a) Image non filtrée (originale)

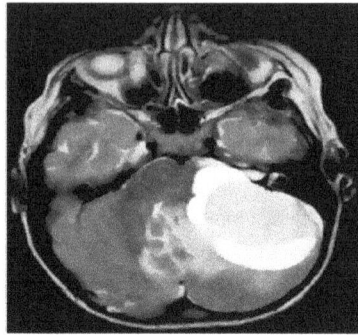

b) Image filtrée

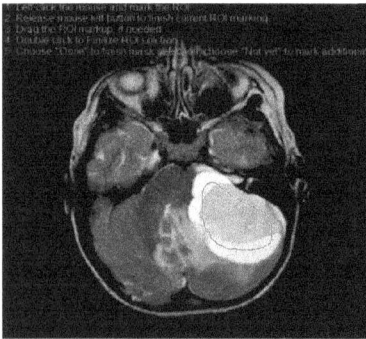

c) Initialisation de l'image non filtrée

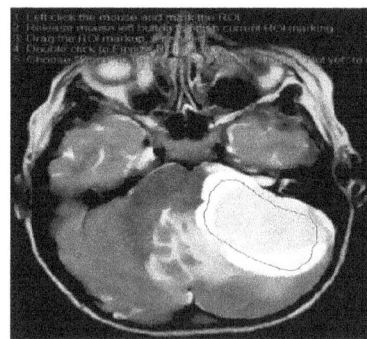

d) Initialisation de l'image filtrée

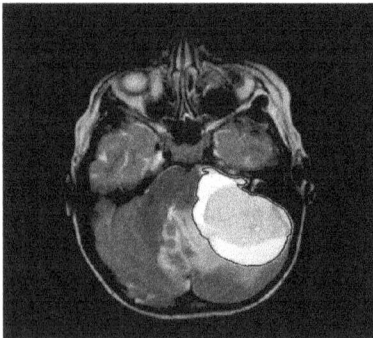

e) Résultat sur l'image originale

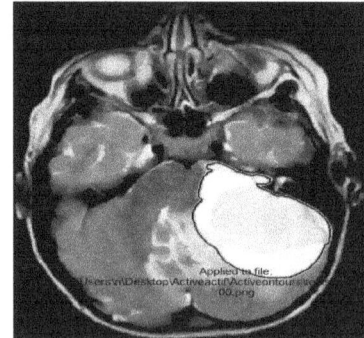

f) Résultat sur l'image filtrée

Figure 20:Influence du filtrage sur le résultat de contour actif

En effet, le filtre de diffusion anisotrope donne des bons résultats de point de vue réduction de bruit et conservation des informations utiles. Nous remarquons que le contour actif a réussi à trouver les bordures de la tumeur plus facilement dans l'image filtrée.

5 Comparaison entre localisation des tumeurs cérébrales par contours actifs basé gradient et par contour actif basé région :

Les contours actifs basés gradient se déforment sous l'action des forces interne et externe associés au modèle du contour actif et l'influence de ces paramètres tel que le gradient et l'intensité qui sont liés à l'information présente dans l'image. Les paramètres correspondant aux caractéristiques sont fixés et choisit de façon tolérante afin de tenir compte des possibles variations morphologiques. L'itération est basée sur le phénomène d'élasticité.

Le modèle converge pour entourer l'objet recherché de manière précise et par conséquence l'évolution du contour actif s'arrête et garde un état stationnaire. Ceci est basé sur le critère de stabilité et le gradient de différentes régions de l'image. Dans ce qui suit, nous allons discuter la différence entre la méthode de contour actif basé région et la méthode de contour actif basé gradient et comparer les résultats de la localisation de tumeur par contour actif basé gradient et contour actif basé région. La figure (22) montre les résultats de la localisation de la tumeur avec contour actif basé gradient et avec contour actif basé région.

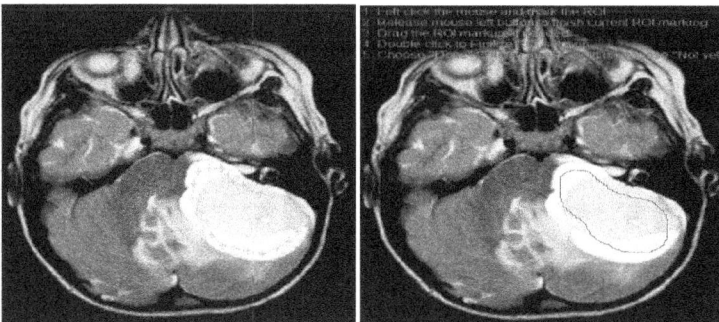

a) Initialisation du contour actif basé gradient

b) Initialisation du contour actif basé région

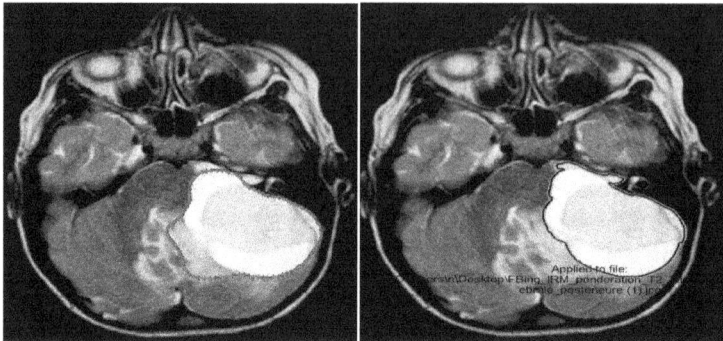

c) Résultat de localisation de la tumeur   d) Résultat de localisation de la tumeur

par contour actif basé gradient   par contour actif basé région

Figure 21:Localisation de la tumeur par contour actif basé gradient et par contour actif basé région

A l'issu de ces expérimentations, nous signalons que les contours actifs basés région permettent une bonne localisation de tumeur et une détection du contour plus précise qu'avec les contours actifs basés gradient.

En effet, les contours actifs basés gradient, peuvent se déplacer vers des points lointains. Ceci provoque la divergence totale du contour. La déviation du contour actif basé gradient vers une autre région est expliqué par l'influence de l'effet de gradient présent dans l'image. Le contour va être attiré par les zones de fort gradient qui peuvent être loin des frontières de l'objet à localiser. Tandis que l'évolution des contours actifs basés région se limite par la région indiquée à l'étape de l'initialisation en suivant les caractéristiques globaux de la région dans laquelle se situe le contour. Ceci permet d'avoir des résultats plus précises qu'avec les contours actifs basés gradient qui sont fortement liés au gradient et à l'intensité présentent de l'image.

Nous remarquons aussi que nombre d'itérations de contours actifs basés région est choisit par l'utilisateur à l'étape de l'initialisation. Par contre, le nombre d'itérations de contours actifs basé gradient est fixé automatiquement par l'algorithme selon les caractéristiques de l'image. Le temps écouler par les contours actifs basés gradient pour que l'évolution du contour s'arrête est plus important que celui dans le cas des contours actifs basés région. Ce qui provoque une évolution plus lente que celle des contours actifs basés région.

6 Discussion des résultats :

Les multiples tests que nous avons effectués sur l'ensemble des images disponibles nous ont confirmé les avantages apportés de cette méthode dans la segmentation des images.

En effet, les contours actifs basés région ont réussi à détecter les contours des tumeurs.

Ceci peut faciliter énormément la tache du médecin. Cependant, cette méthode dépend de quelques paramètres. En fait :

- L'initialisation des contours actifs doit être très proche de l'objet recherché grâce à l'influence prépondérante de l'initialisation sur la convergence du contour actif. Le contour ainsi formé sera proche du contour réel de la tumeur.

- Afin d'éviter que l'évolution ne se poursuit indéfiniment dans le cas où les points continuent à changer leurs positions, un nombre d'itérations maximum est déterminé. Si ce nombre est atteint, l'évolution prend fin et le résultat de localisation actuelle est proposé comme solution finale.

- Il est recommandé de choisir le nombre maximum d'itérations pour mieux orienter le contour actif vers la zone recherchée.

- La courbe est soumise à des forces externes qui représentent les caractéristiques de l'image et à des forces internes d'élasticité qui assurent une cohérence entre les points pendant l'évolution du contour initial. Donc les choix de la pondération des énergies interne et externe doit être fait soigneusement pour permettre au contour de retrouver facilement les frontières réelles de l'objet recherché.

- Les résultats obtenus peuvent être misent en échec en présence de fort bruit. Les contours actifs basé région sont très sensibles au bruit qui est présent dans la plupart des images médicales. L'ajout d'une étape de prétraitement permet de dépasser ce problème et améliorer les résultats obtenus.

- Les contours actifs basés régions s'intéressent à l'intérieur et à l'extérieur de la région ainsi que l'information utilisée est exclusivement liée aux caractéristiques de la région. Dans le cas de contours actifs basés gradient, la courbe évolue dans la direction pour laquelle la norme du gradient de l'image est maximale. Pour cette raison les contours actifs basés région permettent une bonne localisation du tumeur et une détection du contour de la tumeur plus précise qu'avec les contours actifs basés gradient.

7 Conclusion :

Dans ce chapitre, nous avons présenté une description pratique de contours actifs basé région et étudié les résultats d'un ensemble d'expérimentations qui ont été présentées à travers de multiples tests effectués sur les images disponibles. Ceci est dans le but d'étudier l'influence de la variation des paramètres de contours actifs basés région sur la qualité de la localisation. Signalons que l'évolution des contours actifs peut être réglée selon la région recherchée dans l'image par les paramètres représentés par l'énergie externe, l'énergie interne et le nombre d'itérations choisi. Nous avons aussi définit la méthode de contour actif basé gradient et comparé les résultats obtenus de cette méthode avec les contours actifs basés région en présentant la différence entre les deux méthodes.

Conclusion générale

Les techniques d'imagerie médicale représentent un outil diagnostic très utile pour le corps médical. L'IRM est une des techniques les plus appréciées par le développement de sa chaine de traitement d'image qui permet l'exploitation précise de nombreux organes.

La segmentation d'images est une étape extrêmement intéressante dans la chaine de traitement et d'analyse de tout type d'images, en particulier les images IRM. En effet, elle influence directement la précision du diagnostic. La segmentation des tumeurs cérébrales à partir de données médicales est une problématique importante pour de nombreuses applications, notamment liées au diagnostic et à la localisation des tumeurs. Dans ce cadre se situe ce travail. En effet, la segmentation est un domaine très vaste et les approches sont nombreuses.

Dans le présent travail, nous nous sommes intéressées particulièrement à la méthode du contour actif basé région pour la localisation des tumeurs dans les images IRM cérébrales.
Le principe de ce modèle est de partir d'un contour initial, et le laisser évoluer en minimisant une énergie et évoluant de manière itérative à partir d'une position initiale proche du contour recherché jusqu'à convergence.

A travers une série de tests menés sur des images réelle, nous avons constaté que les résultats de localisation de la tumeur dépendent essentiellement de l'initialisation, de nombre d'itérations et d'une bonne pondération entre les deux formes relatives aux deux énergies interne et externe. Nous avons aussi signalé la grande sensibilité des contours actifs au bruit. Ceci nous a incité à proposer d'intégrer une étape de prétraitement.

Nous avons aussi localisé les tumeurs cérébrales par contour actifs basés gradient dans le but de comparer entre la méthode de contour actif basée région et celle basée gradient.

La méthode de contours actifs basés région proposée, a été testée sur une base d'images IRM cérébrales. Nous constatons que les résultats obtenus sont encourageants.

Bibliographie :

[2] Stéphanie BRICQ « Segmentation d'images IRM anatomiques par inférence bayésienne multimodale et détection de lésions.

[3] Dr Denis Hoa « L'IRM pas à pas » Campus Médicale.

[4] Sanae MIRI « Segmentation des structures cérébrales en IRM : Intégration de contraintes topologiques » Université Louis Pasteur-Strasbourg, 2007.

[6] B Kaster, D Vetter, Z Patay « Encyclopédie médico-chirurgicale : Images T1, T2 et densité protonique »

[7] Ray Mathur, De Vré « Constantes de temps de relaxation en résonance magnetique », Institut d'hygiène et d'épidermologie-Bruxelles.

[11] Dr Tarek Kraiem « Cours de Bases Physiques et technologiques de l'IRM, Mastère GBM2 »

[12] Anne-Christel Rolling « Les tumeurs de cerveau », Institut National du Cancer INAC.

[13] Charles Rayband « Les tumeurs cérébrales », Hopital Nord-Marseille

[14] Kleihuesp, Bureger-Peter " The new who classification of brain tumours: Brain pathology " ,1996.

[15] Cours « Outils avancés de traitement d'images, Mastère GBM2" proposé par

Mme Khlifa Nawrés (2011-2012).

[16] Rousselle Jean-Jacques « Les contours actifs, une méthode de segmentation, Application à l'imagerie médicale »

[18] François Lecellier, Greyc Umr, CNRS « les contours actifs basés région pour la segmentation d'images: Application sur des images d'échographie cardiaque », 2005

[19] Timothée Bailloeul « Contours actifs et information a priori pour l'analyse de changement », Thèse pour obtenir le titre de docteur de l'institut National Polytechnique de Toulouse,2005

[20] Stéphanie Bricq « Segmentation d'images IRM anatomique par influence bayesienne multimodale de détection de Lesions » Thèse pour obtenir le grade de docteur de l'université de Louis Pasteur-Strasburg, 2008.

[21] François Lecellier « Les contours actifs basés région avec a priori de bruit, de texture et de forme : Application à l'échographie » Thèse pour l'obtention du doctorat de l'université de CAEN-2006.

[22] Stephanie Jehan-Besson, Michel Barlaud, Gilles Aubert « Contours actifs basés régions pour la segmentation des objets en mouvement dans les séquences à caméra fixe oumobile », CNRS-UNSA.

[23] Antoine Coutant « La méthode des contours actifs en traitement d'images ».

[24] Marinette Revenu, Jalal Fadili « Les contours actifs basés région avec a priori de bruit et de forme », UMR-CNRS ,2006.

[25] Frederic Perciaso « Contours actifs paramétriques pour la segmentation d'images et vidéo », Thèse pour obtenir le titre de docteur en sciences de l'université de Nice-Sophia Antipolis, 2004.

[26] Aymeric Histace, Bogdan Matuszewski « Contours actifs paramétriques fondés sur le calcul de distances inter-histogrammes pour la segmentation pour la segmentation d'images médicales.

[27] Julien Mille « Modèles déformables pour la segmentation et le suivi en imagerie 2D et 3D » Thèse pour obtenir le grade de docteur de l'université François-Rabelais de Tours.

[28] Ariane Herbulot « Mesures statistiques non-paramétriques pour la segmentation d'images et de vidéos et minimisation par contours actifs » Université de Nice-Sophia Antipolis,2007.

[29] Shawn Lankton « Localizing Region Based Active Contours », IEEE Transations on image processing, 2008.

[30] Michel Barlaud, Gilles Aubert, Eric Debreuve "Form snakes to region based active contours defined by region depend parameters", UMR-CNRS.

[31] Sylvain Boltz "Segmentation spatio-temporelle d'une sequence d'images par competition de mouvements", Université Nice Sophia Antipolis, CNRS Centre national de la recherché scientifique.

[32] : Clovis TAUBER, « Filtrage anisotrope robuste et segmentation par B-spline snake », Thèse pour obtenir le grade de docteur de l'Institut National Polytechnique de Toulouse, 2005.

Sites Web:

[1] : http://www.acces.ens-lyon.com

[5] : http://www.info-radiologie.ch

[8] : http://www.Chimie.sup.pagesperso-orange.fr

[9] : http://www.med.univ-rennes1.fr

[10] : http://www.imaios.com\fr

[17] : http://www.i3s.unice.fr

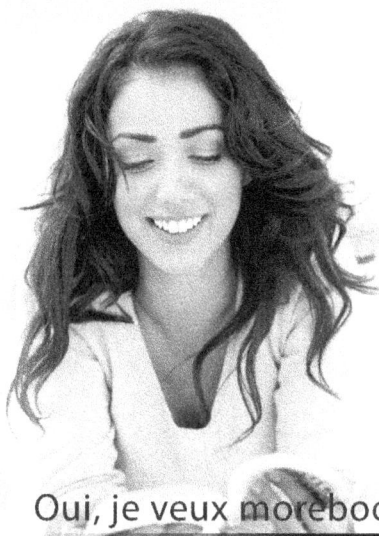

www.ingramcontent.com/pod-product-compliance
Lightning Source LLC
Chambersburg PA
CBHW021609210326

41599CB00010B/680